Nutrição Saudável Em português/ Healthy Nutrition In Portuguese:

Como Desbloquear seu Potencial se Exercitando e Comendo Corretamente

Tabela de Conteúdos

O seguinte livro é reproduzido abaixo com o intuito de fornecer informação que é tão precisa e confiável quanto possível. De qualquer maneira, adquirir esse livro pode ser visto como consentimento ao fato de que ambos a editora e o autor do livro são em nenhuma maneira especialistas nos assuntos discutidos e que nenhuma das recomendações ou sugestões que são feitas aqui são somente para propósitos de entretenimento. Profissionais devem ser consultados como necessidade inicial para aplicar quaisquer umas das ações endossadas aqui.

Essa declaração é considerada justa e válida por ambas American Bar Association e o Committee of Publishers Association e é legalmente aceita em todos os Estados Unidos.

Além disso, a transmissão, duplicação ou reprodução de qualquer um dos trabalhos à seguir incluindo informações específicas será considerada um ato ilegal mesmo sendo feita eletronicamente ou impressa. Isso se estende à criação de uma cópia secundária ou terciária do trabalho ou uma cópia gravada e é somente permitida com consentimento expresso escrito pela Editora. Todos os direitos adicionais reservados. A informação nas páginas à seguir é amplamente considerada verdadeira e precisa levando em consideração os fatos e qualquer intenção, uso ou desuso das informações em questão pelo leitor renderão qualquer ação resultante unicamente sob sua competência. Não há cenários onde a editora ou o autor original do trabalho podem ser de qualquer maneira responsabilizados por qualquer adversidade ou danos que pode acontecer após aplicar a informação descrita aqui. Adicionalmente, a informação nas páginas seguintes é pretendida somente para fins informativos e deveria, assim, ser considerada universal. Como convém à sua natureza, é apresentado sem garantia quanto à sua validade prolongada ou qualidade provisória. As marcas que são mencionadas são feitas sem consentimento escrito e não podem de forma alguma ser consideradas um endosso do titular da marca.

Introdução

Parabéns por baixar o Fitness Nutrition e obrigado por fazer isso.

Os capítulos seguintes discutirão como desbloquear seu potencial ilimitado, ter uma ótima aparência através de uma alimentação saudável e se exercitar de acordo com suas necessidades físicas.

Há muitos livros sobre este assunto no mercado, obrigado novamente por escolher este! Todos os esforços foram feitos para garantir que ele esteja repleto do máximo de informações úteis possíveis, por favor, aproveite!

Imagine o corpo dos seus sonhos... conseguiu? Muito bem, agora você pode alcançar o corpo dos seus sonhos através de exercícios intensos e receitas deliciosas que são simples e fáceis de seguir. A nutrição é o aspecto mais importante da aparência e sentir-se bem.

Neste livro, há 11 exercícios que vão desde cardio a HIIT (High-Intensity Interval Training), até exercícios simples de peso corporal... até exercícios que requerem zero equipamento de qualquer tipo.

CADA EXERCÍCIO pode ser feito em casa; você não precisa de equipamentos de ginástica sofisticados para alcançar o que deseja, tudo o que é necessário é a mentalidade.

Os exercícios de levantamento de peso a seguir incluem:

- Tórax, ombros e tríceps
- Costas, bíceps e abdominais

- Abdominais superior e inferior
- Oblíquos e quadris
- Coxas interna e externa
- Tendão da coxa, quadríceps e panturrilhas
- Um treino total de glúteos

Aqui está o equipamento que você precisará: um tapete de ioga, um banco de pesos, ou uma bola de ginástica, halteres, barbelas (quase pouco ou nenhum peso é necessário), e uma bola tonificadora.

Cada exercício inclui uma sequência de aquecimento que é necessária para evitar lesões e para ajudar a queimar mais gordura. É importante relaxar após cada exercício. Você pode dar uma caminhada de cinco ou dez minutos pelo quarteirão ou pelo seu apartamento/casa ou fazer algumas posições fáceis de yoga. O relaxamento depende inteiramente de você. É recomendável que você se exercite três dias por semana, visando diferentes grupos musculares para cada dia, e depois dê a si mesmo um dia de descanso para o desenvolvimento muscular adequado. Se você seguir a rotina e as receitas que eu cobri neste livro, você terá a garantia de excelentes resultados.

Bom crescimento!

Capítulo 1: Peito, Ombros e Tríceps

É vital que você aqueça os grupos musculares que você planeja trabalhar naquele dia. Se não o fizer, há um sério risco de lesão quando os músculos e articulações não estão devidamente preparados.

Aquecimento

1. Marcha no lugar:

Marche no lugar por 60 segundos. Faça seu melhor para não apenas andar em ritmo acelerado, mas também levantar os joelhos o mais alto que puder.

2. Joelhos altos:

Esta é uma versão exagerada da marcha no lugar. Isto serve para manter seu ritmo cardíaco elevado e para ajudá-lo a queimar mais calorias. Você vai correr rapidamente no lugar, mantendo seus cotovelos tocando sua cintura com seus antebraços e palmas das mãos estendidas paralelamente ao chão. Tente ao máximo tocar os joelhos nas palmas o mais rápido possível durante 60 segundos.

3. Soco de agachamento de boxe:

Coloque seus pés à distância de seus ombros enquanto mantém suas costas retas enquanto se agacha. Mantenha suas mãos no peito e alongue seus glúteos para fora quando você se agachar. Ao se levantar, gire alternadamente para a esquerda e para a direita ao se agachar. Levante-se, dê um soco para a esquerda com o braço direito, girando seu pé direito para dentro do soco.

Agachar-se, levantar-se, depois dar um soco com o braço esquerdo para a direita. Repita por 60 segundos.

4. Círculos de Braço Estendido:

Levante seus braços acima da cabeça e faça um "V". Depois faça círculos grandes e largos com seus braços. Avance por 30 segundos. Inverta a direção por mais 30 segundos.

5. Círculos de pulsos:

Junte as mãos no peito e entrelace os dedos. Mova apenas seus pulsos por 60 segundos.

Exercícios

1. Levantamento de Barra:

Coloque seus pés de modo que eles fiquem fora da linha vertical imaginária que você poderia desenhar a partir seus ombros. Com as palmas das mãos voltadas para dentro, segure a barra, mantendo as mãos um pouco mais largas do que os ombros - assegure-se de que seus pulsos permaneçam retos. Mantenha seus cotovelos um pouco mais para frente, isto ajudará a manter a barra no lugar. Levante a barra e, ao fazer isso, avance sua cabeça entre seus braços uma vez que a barra esteja acima de sua cabeça. Faça quatro conjuntos de repetições; 15-12-10-5

2. Sequência de Levantamento de um braço:

Segure um haltere em uma mão ao seu lado, com as palmas das mãos voltadas para trás. Levante o haltere até a altura do queixo, mantendo o cotovelo mais alto do que o pulso. Lentamente, deixe cair o haltere de volta à posição inicial. Repita do outro lado após um conjunto. Faça quatro conjuntos de repetições: 15-12-10-5

3. Levantamento de Haltere Inclinado:

Coloque seu banco de pesos em uma inclinação ou coloque sua bola fitness contra uma parede e sente-se em um ângulo com as costas retas descansando sobre a bola. Mantenha seus pés e joelhos separados. Segure em cada mão um haltere perto de seus ombros. Levante os pesos para cima enquanto você aperta os músculos do peito. Os halteres devem aproximar-se naturalmente quando você os levantar, mas não precisam se tocar, depois, lentamente, baixe os pesos de volta para a posição inicial. Faça três conjuntos de repetições: 15-12-10-5

4. Levantamento Inclinado para Deltóide:

Segure um haltere em cada mão, mantenha os pés um pouco mais abertos do que os ombros e certifique-se de que seus joelhos estejam ligeiramente dobrados. Incline-se para frente sobre os quadris até que seu peito esteja quase paralelo ao chão. Mantenha suas costas completamente retas com as palmas das mãos voltadas para baixo e depois levante os pesos para fora e para cima até os lados, o mais alto possível. Mantenha seus movimentos controlados. Faça três conjuntos de repetições: 15-12-10-5

5. Levantamento de Haltere Sentado:

Sente-se em um banco segurando seus halteres à altura do queixo, com os cotovelos para fora para os lados e as palmas das mãos em uma posição voltada para frente. Pressione os pesos totalmente acima da cabeça para uma extensão total - manter os ombros para baixo te ajudará a isolar seus tríceps e peito. Faça três repetições de 15.

Capítulo 2: Abdominais, Costas e Bíceps

Aquecimento

1. Alongamento vaca-gato:

Fique de quatro com as mãos e os joelhos afastados no ombro e no quadril. Suavemente arqueie suas costas, arredondando para cima e enfie seu queixo e cóccix embaixo de você. Inspire e ao expirar, abaixe as costas e levante o cóccix como se estivesse sendo puxado para cima com um corda. Olhe para para cima como se você estivesse tentando fazer um "U" com suas costas. Repita 10 vezes.

2. Toque do dedo do pé:

Enquanto você estiver de pé, mantenha os pés juntos e se estique para cima com as mãos. Dobre para frente sobre seus quadris e os empurre para trás enquanto alcança o chão, deslocando seu peso para os calcanhares. Mantenha suas costas retas. Então vamos levantar e, para fazer isso corretamente, vamos gentilmente arredondar a coluna e levantar uma vértebra de cada vez, terminando nas posições iniciais. Repita 15 vezes.

3. Posição triangular:

Em pé, dê um grande passo em frente com o pé direito para a posição de investida. Não deixe seu joelho passar pelo tornozelo e mantenha uma perna esquerda reta, deixando cair o joelho. Uma vez que você avançou para frente com seu lado direito, você vai pegar sua mão esquerda e colocá-la no chão apenas à esquerda de seu pé direito. Pegue seu braço direito e alcance direto até acima e siga seu alcance com seu olhar. Você deve estar fazendo uma linha reta com ambos os braços. Repita do lado direito e esquerdo cinco vezes.

4. Alongamento Lateral:

Coloque uma palma da mão sobre uma parede e traga todo o interior do seu braço para encontrar a parede também. Gire seu peito para longe da parede e depois segure por 20 segundos. Repita alternadamente em cada lado seis vezes.

5. Prancha:

Colocar os pés juntos e os pulsos diretamente abaixo dos ombros. Segure por 30 segundos.

Exercícios

1. Flexões de grande aderência:

Coloque suas mãos voltadas para frente e segure uma barra de tração um pouco mais amplamente que seus ombros. Pressione seu peito e as costas para ajudá-lo a levantar. Tente não usar seus ombros ou braços.

2. Sequência de Inclinação:

Coloque seus pés afastados com a largura dos quadris dobrando levemente os joelhos. Com os pesos em cada mão, dobre-se para frente sobre os quadris e não na cintura. Mantenha seu peito encaixado e seus braços pendurados, e seus cotovelos pressionados para os lados. Com as palmas das mãos voltadas uma para a outra, pressione as omoplatas e levante bem os cotovelos contra você enquanto leva os pesos até as axilas. Imagine que você está rachando um ovo com suas omoplatas quando seus cotovelos estão para cima. Segure por uma contagem e depois solte. Faça três conjuntos de 8-12 repetições.

3. Levantamento de Bíceps Inclinado:

Comece fazendo uma sequência de inclinação e ao soltar para voltar à posição inicial, direcione as palmas das mãos em direção ao peito e puxe seus pesos ao peito. Encaixe seus bíceps na altura do movimento. Não balance seus braços para fazer este exercício, use apenas seus músculos. Diminua seu peso se necessário. Faça três conjuntos de 8-12 repetições.

4. Levantamento Lateral Deltóides:

Comece posicionando seus pés na largura dos quadris afastados e dobre ligeiramente sobre os quadris enquanto pressiona seu peito. Tenha seus braços segurando os pesos ligeiramente na frente dos joelhos. Enquanto você se dobra ligeiramente, abra os braços para os lados o mais alto possível, apertando as omoplatas juntas. Não balance seus braços, use suas costas e peito para levantar. Solte lentamente seus braços, e não pare de pressionar seus abdominais. Faça três conjuntos de 8-12 repetições.

5. Abdominal básico:

Comece deitado de costas com os pés no chão, e com os joelhos ligeiramente dobrados. Pressione levemente seus dedos na base do crânio para apoiar a cabeça. Encaixe seu peito para levantar a parte superior do corpo o máximo possível e nunca pare de pressionar seu peito. Transacione-se para o próximo exercício depois de segurar por 15 segundos.

6. Abdominal bicicleta:

Permaneça na posição de abdominal com as costas no chão. Estenda seus pés logo acima do chão, antes de colocar um dos joelhos para cima em direção ao corpo e levantar levemente o corpo para tocá-lo com o cotovelo oposto. Mantenha seu peito pressionado enquanto empurra seu pé de volta e traz o outro joelho para cima para tocá-lo com seu outro cotovelo. Mantenha a parte superior do corpo levantada e se torça para que seu cotovelo se encontre com o joelho oposto. Repita por 15 segundos.

7. Nadadores:

Deitar de barriga para baixo com os braços e pernas estendidos. Levante os braços e as pernas enquanto pressiona seu peito. Solte a perna esquerda e o braço direito para baixo, depois os levante para cima enquanto solta a perna direita e o braço esquerdo para baixo. Alterne os lados como se você estivesse nadando. Não deixe cair completamente os braços ou as pernas. Repita por 60 segundos.

8. Prancha:

Coloque-se em posição de flexão com as mãos e os pés afastados no ombro. Com os pulsos diretamente abaixo dos ombros, encaixe seu peito e segure por 30 segundos.

Capítulo 3: Tendão da Coxa, Quadríceps e Panturrilhas

Aquecimento

1. Balanços de pernas:

Comece por ficar em pé em posição ereta. Pegue uma perna e balance-a para frente e para trás. Mantenha seu peito encaixado enquanto você mantém uma perna reta sem mover sua parte superior do corpo. Repita 20 vezes com cada perna. Após completar ambas as pernas, mude para um movimento lateral com a perna oposta na frente da perna que está estacionária. Repita por 20 segundos em cada perna.

2. Caminhada de Frankenstein:

Chute uma perna reta na sua frente e estenda o braço oposto para tocar sua canela enquanto você caminha lentamente para frente. Repita 20 vezes a repetição. Total.

3. Caminhada para Quadríceps:

Fique de pé em uma perna enquanto puxa a perna oposta para encontrar suas nádegas e estique o máximo que puder. Alternar cada perna 20 vezes

Traduzido com a versão gratuita do tradutor - www.DeepL.com/Translator

Exercício

1. Agachamento com halteres:

Seus pés devem estar separados na largura dos ombros, com os dedos dos pés ligeiramente para fora. Segure seu haltere em cima como um copo e deixe a parte inferior do peso pendurada para baixo. Mantenha suas costas retas enquanto se abaixa em uma cadeira invisível, certificando-se de se sustentar nos calcanhares. Assim que suas coxas estiverem paralelas, flexione seus glúteos e pernas enquanto você levanta.
Repita por 45 segundos.

2. Agachamentos Dumbbell:

Fique de pé com os pés a cerca de dois punhos de distância, segurando halteres ao lado. Aponte os dedos dos pés ligeiramente para fora. Não levante os pesos com seus braços. Mova-se para um agachamento baixo enquanto mantém suas costas retas, deslocando seu peso dos dedos dos pés para os calcanhares. Mantenha o peito para cima o máximo possível. Levante-se para cima usando apenas as pernas e transfira seu peso de volta para os dedos dos pés com o peito um pouco estufado enquanto se inclina para trás. Repita por 45 segundos.

3. Afundo:

Coloque um apoio de pés contra uma parede e coloque suas pernas à largura do quadril, mantendo seus braços ao lado, segurando pesos. Avance com um pé sobre o banco dos pés, fazendo com que sua coxa e panturrilha fiquem em um ângulo de 90 graus. Certifique-se de que seu joelho não ultrapasse seu tornozelo. À medida que você cai na posição de lunge, seu joelho de trás deve baixar ligeiramente. Empurre de volta para a posição inicial. Repita 6-12 vezes, depois repita na perna oposta.

4. Agachamentos de parede:

Segure uma bola tonificadora contra uma parede com a parte inferior das costas, com pesos nas mãos. Fique de pé com os pés a cerca de um passo de distância e com os quadris afastados, certificando-se de que seus dedos dos pés estejam à frente dos joelhos. Com seus pesos pendurados de lado, desça pela parede até que suas pernas façam um ângulo de 90 graus. Flexione suas pernas e glúteos para levantar o corpo para cima, mantendo seus joelhos ligeiramente dobrados. Repita por 45 segundos.

5. Levantamentos peso-morto:

Comece com os pés ligeiramente mais afastados que os quadris e segure uma barra sem pesos em cima das coxas (você pode sempre adicionar peso mais tarde) com as mãos apenas na parte externa dos quadris. Trave suas pernas e abaixe lentamente a barra em direção a seus pés, mantendo as costas retas. Lembre-se de manter seu peito flexionado, pois isso protege suas costas. Mantenha a barra perto de suas pernas no caminho para baixo. Levante a barra para cima com as costas retas e faça com que a barra siga o caminho exato para baixo. Repita o máximo de vezes que puder em perfeita forma.

6. Agachar e segurar:

Coloque as costas contra a parede com os pés separados por uma largura de quadril e um passo à sua frente. Posicione os joelhos em cima dos tornozelos enquanto você desce em um agachamento. Certifique-se de que seus joelhos estejam ligeiramente atrás dos dedos dos pés. Segure por 60 segundos.

Capítulo 4: Cardio HIIT (Treino Intervalo de Alta Intensidade)

Aquecimento

1. Movimentos circulares de ombro e cabeça:

Assuma a posição inicial levantando-se com o dorso reto. Levante os ombros e circule-os para frente para fazer um círculo. Isso é um movimento circular de ombro. Para girar sua cabeça, incline suavemente a cabeça e o pescoço para frente, depois gire 360 graus suavemente sem forçar seu pescoço. Faça 15 repetições de cada um.

2. Torção da parte superior do corpo:

Fique de pé com os pés em cada lado do corpo, ligeiramente mais largo que os quadris. Levante ambas as mãos, nivele com o peito, depois solte os punhos e gire o tronco e os quadris para a esquerda junto com as mãos. Pause e segure por três segundos. Depois volte para o início. Gire para a esquerda, depois repita oito vezes.

3. Círculos de quadril:

Comece em posição de pé - seus pés devem estar aproximadamente à largura dos ombros - e descanse suas mãos sobre seus quadris. Empurre seus quadris para a frente e, em seguida, gire lentamente no sentido horário. Faça 5-10 rotações e depois troque a direção.

4. Círculos de joelhos:

Coloque seus pés à distância da largura dos ombros e dobre ligeiramente seus joelhos para frente. Coloque as mãos sobre os joelhos e enquanto mantém os pés no chão, gire seus joelhos no sentido horário. Mantenha seus movimentos de quadril no mínimo. Faça 5-10 repetições em uma direção e depois troque.

5. Círculos de braços:

Estenda seus braços diretamente para os lados com os ombros para baixo. Gire seus braços para frente em pequenos círculos para cinco repetições. Inverta a direção para cinco repetições. Repita todo o processo em grandes círculos.

6. Levantamentos os joelhos:

Levante um joelho o mais próximo possível de seu peito e segure com as mãos. Segure esta posição por três segundos. Abaixe o pé. Repita com o joelho oposto. Faça 10 repetições.

Exercícios

1. Agachamentos e saltos de 180 graus:

Comece com suas pernas um pouco mais largas do que seus quadris e seus dedos dos pés apontados para fora. Comece em uma posição de cócoras baixas, depois pule para cima e gire 180 graus, depois pouse suavemente de volta em uma posição de cócoras. Inverta a direção a cada vez. Repita por 45 segundos.

2. Joelhos altos:

Flexione seus abdominais enquanto corre no lugar rapidamente, levantando os joelhos o mais alto que puder. Repita por 45 segundos.

3. Polichinelos Loucos:

Flexione seu peito e estenda seus braços para os lados fazendo ângulos de 90 graus, com os dedos apontando para cima. Levante o joelho esquerdo para o lado e para cima, depois abaixe o cotovelo esquerdo para tocar o joelho esquerdo. Simultaneamente solte o joelho esquerdo enquanto você repete o movimento do outro lado. Repita por 45 segundos.

4. Saltos Cruzados:

Comece com os pés afastados, pule para uma posição de cócoras. Ao encaixar levemente seu peito, toque o chão com sua mão direita. Salte no ar e cruze suas pernas, depois volte a pousar na posição de cócoras. Toque o chão com sua mão esquerda. Repita por 45 segundos.

5. Chute de Glúteos:

Mantenha seus pés afastados na largura dos ombros. Chute rapidamente seu calcanhar esquerdo em direção aos seus glúteos. Ao baixar o pé esquerdo, chute a perna direita para trás ao mesmo tempo. Repita por 45 segundos.

6. Saltos em estrela:

Comece colocando seus pés aproximadamente na largura dos ombros e mantendo ambos os braços perto do corpo. Agache-se na metade do caminho até os dedos dos pés direitos com a mão esquerda. Salte rapidamente e espalhe seus braços e pernas para fora como uma estrela do mar. Pouse suavemente de volta para a posição meio-agachado, tocando os dedos dos pés esquerdos com a mão direita. Repita por 45 segundos.

7. Saltos de Prancha:

Comece em uma posição de prancha com os pulsos sob os ombros e mantenha os pés juntos. Encaixe seu peito enquanto você salta os pés para fora e depois pule de volta para a posição inicial. Mantenha suas costas retas e sua parte superior do corpo imóvel. Repita por 45 segundos.

8. Soco cruzado:

Comece na posição de meio agachamento com os pés afastados na largura dos ombros. Mantenha seus ombros relaxados e seu peito flexionado; feche os punhos, depois dê um soco à esquerda com sua mão direita. Repita dando um soco para a direita com a mão esquerda. Repita por 45 segundos.

Capítulo 5: Abdominais

Aquecimento

1. Crawl Urso:

Comece por se colocar de quatro com as duas mãos diretamente abaixo dos ombros e dos joelhos diretamente abaixo dos quadris. Usando os dedos dos pés, pressione o chão e levante os joelhos a alguns centímetros do chão. Avance movendo simultaneamente a perna esquerda e a mão direita ao mesmo tempo, depois a perna direita e a mão esquerda. Rasteje para frente desta maneira 10 jardas, e depois para trás 10 jardas.

2. Pranchas Homem-Aranha:

Comece na posição de prancha com as mãos debaixo dos ombros. Levante seu pé direito e coloque-o do lado de fora de sua mão direita. Segure por 15 segundos, mantendo suas costas retas e seu joelho dianteiro diretamente acima do tornozelo. Depois disso, mantenha o equilíbrio com o braço esquerdo, levante sua mão direita até o teto, seguindo seu alcance com seu olhar. Mantenha a posição por 15 segundos, depois retorne à posição inicial. Repita estes dois alongamentos em ambos os lados de seu corpo.

3. Serra de corpo:

Entre em uma posição de prancha com os pés afastados, depois solte os cotovelos, de modo que eles fiquem diretamente abaixo dos ombros. Mantenha seu corpo e suas costas retas enquanto balança para frente e para trás, mantendo seu peito encaixado. Faça 10 repetições.

4. Prancha:

Assuma uma posição tradicional de prancha e mantenha a posição por 10 segundos. Faça 3 repetições de 10.

Exercícios

1. Costas de Diamante:

Deite de bruços no chão com seus glúteos pressionados para que suas pernas se levantem bem alto do chão. Flexione e levante seu peito completamente do chão com seus braços diretamente à sua frente, puxe um cotovelo nas costas e depois alterne os braços enquanto mantém seu peito e pernas elevados. Repita por 60 segundos.

2. Palmas em tesoura:

Deite-se de costas enquanto flexiona seu peito e levanta suas omoplatas do chão. Levante sua perna direita, mantenha-a reta enquanto bate palmas atrás do joelho. Mantenha suas costas retas, e seu torço encaixado junto com suas omoplatas levantadas enquanto você repete do outro lado. Repita por 60 segundos.

3. Levantamento de joelho com Prancha Lateral Baixa:

Comece fazendo uma posição lateral com seu antebraço de lado, seu cotovelo diretamente abaixo do ombro e suas pernas estendidas e retas. Coloque seus pés em cima um do outro. Você quer fazer uma linha reta com seu corpo. Levante o cotovelo no ar, depois coloque sua mão ao nível do peito com a palma da mão voltada para os dedos dos pés. Levante o joelho superior para bater a palma da mão, depois abaixe as costas para baixo. Repita por 60 segundos - 30 segundos em cada lado.

4. Corrida Abdominal:

Sente-se com as costas retas e uma de suas pernas estendida para fora no ar. Sua outra perna é trazida para perto de seu corpo, de modo que seu joelho fique perto do tronco. Alterne suas pernas enquanto bombeia seus braços como se você estivesse saltando. Repita por 60 segundos.

5. Tambor em V:

Comece de novo com as pernas erguidas em ângulo reto de 30-45 graus. Mantenha seu tronco levantado e suas costas retas como se você estivesse fazendo um "V" com seu corpo. Flexione seu torço, feche seus punhos, então suavemente soque seu abdômen como um tambor, alternando suas mãos Repita por 60 segundos.

6. Pico:

Comece em uma posição de prancha alta com os pés ligeiramente separados. Salte os pés em direção às mãos e com as costas retas, seu peito flexionado, e seus glúteos voltados em direção ao teto. Segure para uma contagem, depois volte para a posição de prancha para uma contagem. Repita por sessenta segundos.

7. Pranchas alternadas:

Comece em uma posição de prancha alta, depois estenda seu braço esquerdo à sua frente e sua perna direita para trás, ligeiramente mais alta que sua coluna vertebral. Segure por uma contagem e depois troque o braço e a perna. Repita por 60 segundos.

Capítulo 6: Oblíquos

Aquecimento

1. Crawl Urso:

Comece por se colocar de quatro com as duas mãos diretamente abaixo dos ombros e dos joelhos diretamente abaixo dos quadris. Usando os dedos dos pés, segure o chão e levante os joelhos a alguns centímetros do chão. Avance movendo simultaneamente a perna esquerda e a mão direita ao mesmo tempo, depois a perna direita e a mão esquerda. Rasteje para frente desta maneira 10 jardas, e depois para trás 10 jardas.

2. Pranchas Homem-Aranha:

Comece na posição de prancha com as mãos abaixo dos ombros. Levante seu pé direito e plante-o fora de sua mão direita. Segure por 15 segundos, mantendo suas costas retas e seu joelho dianteiro diretamente acima do tornozelo. Depois disso, mantenha o equilíbrio com o braço esquerdo, levante sua mão direita até o teto, seguindo seu alcance com seu olhar. Mantenha a posição por 15 segundos, depois retorne à posição inicial. Repita estes dois alongamentos em ambos os lados de seu corpo.

3. Serra de corpo:

Entre em uma posição de tábua com os pés afastados, depois solte os cotovelos, de modo que eles fiquem diretamente abaixo dos ombros. Mantenha seu corpo e suas costas retas enquanto balança para frente e para trás, mantendo-o flexionado. Faça 10 repetições.

4. Prancha:

Entre em uma posição de prancha tradicional e mantenha a posição por 10 segundos. Faça 3 repetições de 10.

Exercício

1. Lenhador:

Fique de pé com os pés afastados e segure um haltere de lado com ambas as mãos diagonalmente acima do ombro direito, colocando seu peso sobre o pé direito. Torça em direção ao quadril direito enquanto você faz um movimento de corte para baixo, passando pelo seu quadril esquerdo. Retorne à sua posição inicial. Faça isso durante 20 repetições em cada lado de seu corpo.

2. Torção Russa:

Sente-se sobre os glúteos com os pés no chão e os joelhos flexionados. Incline-se ligeiramente para trás enquanto mantém suas costas retas. Usando um haltere, segure-o no lado de fora do peso, cruze os tornozelos e depois levante seus pés do chão. Gire continuamente da esquerda para a direita tocando o peso para o chão enquanto você se torce de um lado para o outro. Repita por 45 segundos.

3. Levantamento de prancha lateral:

Assuma uma posição da prancha lateral. Coloque sua mão livre sobre seu quadril. Levante sua parte inferior do corpo para fazer uma linha reta. Abaixe seu quadril até o chão e imediatamente levante-o de volta para uma contagem. Repita por 20 segundos em cada lado.

4. Flexão Bicicleta:

Assuma para abdominais com suas costas no chão. Estenda os dois pés logo acima do chão, antes de trazer um dos joelhos para cima em direção ao corpo e levantar levemente o corpo para tocá-lo com o cotovelo oposto. Mantenha seu peito encaixado enquanto empurra seu pé para trás e traga o outro joelho para cima para tocá-lo com seu outro cotovelo. Mantenha uma parte superior do corpo levantada e torça para que seu cotovelo se encontre com o cotovelo oposto. Repita por 15 segundos.

Capítulo 7: Interior e Exterior

Aquecimento

1. Balanços de pernas:

Comece por ficar em pé em posição ereta. Pegue uma perna e balance-a para frente e para trás. Mantenha seu peitoral flexionado enquanto você mantém uma perna reta sem mover sua parte superior do corpo. Repita 20 vezes com cada perna. Após completar ambas as pernas, mude para um movimento lateral com a perna oposta na frente da perna que está estacionária. Repita por 20 segundos em cada perna.

2. Caminhada de Frankenstein:

Chute uma perna reta na sua frente e estenda o braço oposto para tocar sua canela enquanto você caminha lentamente para frente. Repita 20 vezes a repetição. Total.

3. Caminhada de Quadríceps:

Fique de pé em uma perna enquanto puxa a perna oposta para encontrar suas nádegas e estique o máximo que puder. Alternar cada perna 20 vezes

Exercícios

1. Queima de coxas com saltos de pernas largas:

Coloque seus pés em uma posição de cócoras largas. Coloque suas mãos ao nível do coração e aperte as palmas das mãos. Seus quadris devem estar alinhados com seus ombros. Flexione seu peito e depois pule e pouse de cócoras; certifique-se de que seus joelhos estejam acima dos tornozelos. Repita por 45 segundos.

2. Agachamento com haltere:

Coloque seus pés mais largos do que os quadris. Segure um haltere em cada ombro com suas mãos voltadas uma para a outra. Seus braços devem estar pendurados diretamente sob cada ombro. Encaixe seu peitoral para ajudar a manter suas costas retas e protegidas. Agache-se enquanto seus joelhos ficam acima de seus tornozelos. Retorne à posição inicial. Faça três repetições durante 30 segundos cada.

3. Elevadores de Prancha:

Entre em uma posição alta de prancha e levante uma perna paralela ao chão e segure por 45 segundos. Complete duas repetições em ambos os lados.

4. Agachamento de Pisada:

Comece com os pés separados por uma largura de quadril. Abaixe-se em meio agachamento e depois pise o mais à esquerda possível com o pé esquerdo, depois traga o pé direito para se colocar de volta na posição inicial. Repita por 30 segundos em cada lado.

5. Elevação das pernas externas:

Deite-se do seu lado direito com a mão direita apoiando a cabeça. Mantenha seus quadris encaixados um em cima do outro. Levante sua perna superior e force-a para cima cerca de 10 polegadas. Não deixe sua perna cair ou dobrar. Troque de lado. Faça três repetições durante 30 segundos.

Capítulo 8: Glúteos

Aquecimento

Referência no Capítulo 3

Exercícios

1. Agachamento Sobe-Desce:

Fique em posição agachada, depois caia em uma posição baixa. Comece a bombear o traseiro para cima e para baixo por 45 segundos.

2. Investidas:

Coloque as mãos sobre os quadris enquanto se mantém de pé. Aproxime-se com um pé cerca de um metro, deixe cair os dois joelhos e dobre-os a 90° mantendo os ombros alinhados com os quadris. Repita por 30 segundos em cada lado.

3. Agachamentos:

Comece posicionando-se de cócoras amplas e depois caia em cócoras baixas. Aperte seus glúteos no caminho para cima. Repita por 45 segundos.

4. Chute de Prancha:

Coloque-se em uma posição de prancha com os joelhos abaixados em direção ao chão. Levante uma perna para cima e pressione-a para cima o mais alto possível. Repita de cada lado por 45 segundos.

Capítulo 9: Costas

Aquecimento

Referência no Capítulo 2

Exercícios

5. Flexão Elevada:

Coloque suas mãos afastadas no chão com os dois pés elevados em um banco ou sofá. Enquanto olha para baixo e mantém suas costas retas, faça um movimento de empurrão. Faça três repetições de 20 segundos cada.

6. Nadadores:

Deite-se de barriga para baixo com as mãos e os pés estendidos. Encaixe seu peito, depois levante um braço junto com a perna oposta. Desça e alterne continuamente por 45 segundos.

7. Abdominais Inversos:

Deite no chão sobre o estômago, coloque as mãos na base do crânio e, ao mesmo tempo, flexione os músculos das costas. Levante o peito do chão, depois abaixe as costas para uma contagem. Repita por 45 segundos.

8. Levantamento Lateral Deltóide:

Comece colocando seus pés afastados na largura dos quadris e dobre ligeiramente nos quadris enquanto pressiona seu torço. Tenha seus braços segurando os pesos ligeiramente na frente dos joelhos. Enquanto você se dobra ligeiramente, abra os braços para os lados o mais alto possível, apertando as omoplatas juntas. Não balance seus braços, use suas costas e peitoral para levantar. Solte lentamente seus braços, e não pare de flexionar seus abdominais. Faça três conjuntos de 8-12 repetições.

31

Capítulo 10: Nutrição Vai de Mão em Mão

Você já se perguntou por que se exercitar constantemente parece nunca lhe dar os resultados que você precisa? Muito provavelmente é por causa de sua dieta. A incorporação da melhor dieta em sua vida incentiva a redução da gordura corporal, aumento de energia, perda de peso extra e proteção contra doenças. Os alimentos densos em nutrientes são o aspecto mais importante da boa forma física. Estudos demonstraram que não comer antes de fazer exercício físico o ajudará a queimar 20% mais gordura do que se você comesse antes. Comer refeições ricas em proteínas após um exercício físico é crucial para o processo de reparo e construção muscular.

Perder peso é apenas 20% de exercício, os outros 80% são dietas. O que você come é importante em termos de peso. Reduza seu consumo de açúcar, reduzindo o consumo de refrigerantes e doces processados. Beba muita água antes, durante e depois de um exercício físico. Quando você desejar algo doce, opte por um pedaço de fruta. Em vez de comer três refeições grandes por dia, mude para 6 ou 7 refeições pequenas. Para aumentar seu metabolismo, é melhor fazer exercícios logo após acordar, além disso, você começará a ter mais energia durante o dia. Tomar sempre o café da manhã - sempre. Isto lhe dá o combustível necessário para começar o dia e o mantém afiado. Incorporar carboidratos complexos juntamente com proteínas logo pela manhã, isto ajudará a regular seu açúcar no sangue e lhe dará combustível por horas sem exaustão.

Se você estiver tentando construir músculos, você precisa comer antes e depois de um exercício físico. Coma carboidratos com um pouco de proteína, e depois de fazer exercício, se enlouqueça na proteína. Para cada quilo que você pesa, você precisa consumir 0,7 gramas de proteína todos os dias. A proteína é o nutriente mais facilmente disponível no planeta, e existem inúmeras outras fontes além de carne e laticínios: nozes, manteiga de nozes, feijão, legumes, grãos integrais, leite de nozes, iogurte, soja, quinoa, a maioria dos vegetais. Você também precisará limitar sua ingestão de gordura saturada e trans, como doces e alimentos fritos.

Coma de forma saudável e coma com frequência. Beba muita água. A razão pela qual os carboidratos complexos são uma ótima combinação é que os carboidratos dão energia ao seu corpo e as proteínas ajudam a construir músculo, pele e cabelo. Ambos são necessários para um metabolismo mais rápido e para a construção de músculos. Quando você quer perder peso e ganhar músculo, e/ou emagrecer: emparelhar o equilíbrio perfeito de nutrição com cardio, treinamento de peso e dias de descanso ajudará você a alcançar o corpo perfeito com o qual você sempre sonhou.

Capítulo 11: CINCO Deliciosas Receitas à Base de Plantas Cheias de Proteína

1. Batida de Banana para o café da manhã

Ingredientes:

- Banana (1, congelada e fatiada)
- Leite de Soja (1 xícara, não adoçado)
- Sementes de cânhamo (2 colheres de sopa)
- Sementes de Chis (1 colher de sopa)
- Maca Em Pó (1 colher de sopa)
- Proteína em Pó(1 colher, de preferência vegana)
- Manteiga de amendoim (2 colheres de sopa)

Preparação:

Coloque todos os ingredientes em um liquidificador e misture bem até que a consistência esteja completamente suave.

2. Tofu Mexido

Ingredientes:

- Azeite de oliva (1 colher de chá, extra virgem)
- Cebolas (0.25 xícara, picadas)
- Bell Peppers (1 xícara, vermelho e verde)
- Espinafres (1 xícara)
- Tofu (13 onças)
- Pitada de sal
- pitada de pimenta

Preparação:

Aqueça o azeite de oliva em uma panela até ficar quente. Adicione cebola e pimentão. Salte até ficar macio e marrom. Adicione Tofu, espinafre, sal e pimenta. Refogue por um pouco mais de tempo em fogo médio. Desfrute!

3. Salada de grão de bico e pimenta vermelha

Ingredientes:

- grão de bico (2 latas de 15 onças, sem adição de sal, drenado e enxaguado)
- Bell Peppers (3 vermelhos, finamente cortados em cubos)
- Coentro (punhado, cortado)
- Salsa (1 xícara, picada)
- Alho (3 dentes, picados)
- Azeite de oliva (1 colher de sopa, extra virgem)
- Suco de limão (2 colheres de sopa)
- Pitada de sal
- Pitada de pimenta
- Pitas de trigo integral

Preparação:

Jogue todos os ingredientes em uma tigela grande e refrigerar por pelo menos duas horas, deixando todos os sabores se unirem. Depois que a mistura estiver gelada, coloque-a em uma pita.

4. Tigela de Quinoa do Sudoeste

Ingredientes:

- Quinoa(.5 xícara, preparada)
- feijão preto (.5 xícara preparada)
- tofu extra firme(6 onças)
- espinafre ou couve(2 onças)
- pimentão (.5 xícara, picado)
- tomate(1 pequeno, cortado em cubos)
- coentro com cebola verde(.25 xícara, picada)
- Suco de limão
- Pitada de sal
- Pitada de pimenta

Preparação:

Acrescente o feijão e a quinoa, junto com as verduras, a uma tigela. Jogue junto com sal, pimenta e suco de limão.

5. Sanduíche de Manteiga de Amêndoa e Banana

Ingredientes:

- Banana (1 muito madura, fatiada)
- Manteiga de Amêndoa (2 colheres de sopa)
- Sementes de Chia (1 colher de sopa)
- Pão Integral (2 fatias)

Preparação:

Espalhe manteiga de amêndoa sobre o pão. Adicionar as sementes de banana e chia.

6. Quesadillas de Manteiga de Amêndoa e Romã

Ingredientes:

- Semente de romã (0.33 xícara)
- Banana(1 grande, fatiada)
- Manteiga de amêndoa (Colheres de sopa)
- Tortilhas de trigo inteiras (2 grandes)
- Canela (0.5 colher de chá)

Preparação:

- Pré-aqueça uma frigideira grande em fogo médio-alto. Aqueça uma frigideira grande em fogo médio-alto.
- Prepare as quesadillas, espalhe 3 colheres de sopa de manteiga de amêndoa em cada tortilha. Deixar a 1 polegada da borda.
- Uma tortilha terá a banana fatiada, as sementes de romã e a canela.
- Dobre-a na metade.
- Cozinhe na frigideira por aproximadamente 3 minutos, ou até que cada lado esteja marrom.

7. Feijão Preto Enchiladas

Ingredientes:

- Tortilhas (10-12)
- Cominho (1 colher de chá)
- Coentro (0.5 xícara, picado)
- Cebola verde (4-5, fatiada)
- Milho (1,5 xícaras, congelado ou fresco)
- Feijão Preto (1 lata de 15 onças, lavada e drenada)
- Abacates (2 pequenos ou médios)
- Quinoa (0.5 xícara, não cozido)

Para o Molho:

- Caldo de legumes (3 xícaras)
- Chili em Pó (.25 colher de chá)
- Cebola em pó (.25 colher de chá)
- Alho em pó (.25 colher de chá)
- Páprica (0.5 colher de chá)
- Cominho (2 colheres de chá)
- Azeite de oliva (2 colheres de chá)
- Farinha para todos os fins (0.25 xícara)
- Pasta de tomate (0.25 xícara)

Preparação:

- Enxágue, depois cozinhe quinoa de acordo com as instruções da embalagem; utilizando 1 xícara de água.
- Fazer o molho enchilada: Combine a farinha e as especiarias. Em seguida, aqueça o azeite de oliva em fogo médio em uma panela de molho.

- Uma vez aquecido, adicione a pasta de tomate e a combinação de farinha e especiarias.
- Cozinhe por 1 minuto enquanto se bate. Em seguida, acrescente o caldo e, em seguida, ferva. Reduza o calor ao fogo brando. Continue batendo por mais um ou dois minutos.
- Corte o abacate e a cebolinha verde.
- Em uma tigela, combine o feijão, a cebola, o milho, o cominho. Atire a quinoa cozida, mexa. Em seguida, acrescente o abacate.
- Pré-aqueça o forno a 185° C. Cubra levemente uma assadeira, revestindo o fundo com uma pequena quantidade de molho.
- Distribua a mistura de feijão no meio de cada tortilha. Enrole-as para cima e depois coloque a costura do lado para baixo no prato.
- Despeje o resto do molho em cima das enchiladas.
- Asse por 25 minutos.

Conclusão

Obrigado por ter chegado até o final de The Fitness Nutrition, esperemos que tenha sido informativo e capaz de fornecer a você todas as ferramentas necessárias para atingir seus objetivos, quaisquer que sejam elas.

O próximo passo é começar a trabalhar!

www.ingramcontent.com/pod-product-compliance
Lightning Source LLC
Chambersburg PA
CBHW070227260726
48658CB00006BA/2197